BEI GRIN MACHT SICH IHR WISSEN BEZAHLT

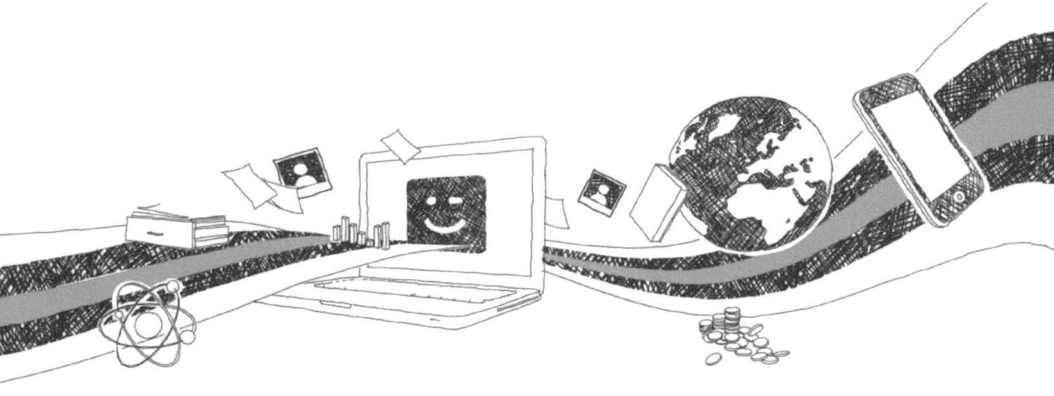

- Wir veröffentlichen Ihre Hausarbeit,
  Bachelor- und Masterarbeit

- Ihr eigenes eBook und Buch -
  weltweit in allen wichtigen Shops

- Verdienen Sie an jedem Verkauf

Jetzt bei www.GRIN.com hochladen und kostenlos publizieren

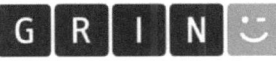

Bibliografische Information der Deutschen Nationalbibliothek:

Die Deutsche Bibliothek verzeichnet diese Publikation in der Deutschen National-
bibliografie; detaillierte bibliografische Daten sind im Internet über http://dnb.d-
nb.de/ abrufbar.

Impressum:

Copyright © 2002 GRIN Verlag, Open Publishing GmbH
Druck und Bindung: Books on Demand GmbH, Norderstedt Germany
ISBN: 9783640196715

Dieses Buch bei GRIN:

http://www.grin.com/de/e-book/6326/ziele-und-aufgaben-von-gesundheitszirkeln-
im-systematischen-gesundheitsmanagement

Kirsten Hermes

Ziele und Aufgaben von Gesundheitszirkeln im systematischen Gesundheitsmanagement

GRIN Verlag

GRIN - Your knowledge has value

Der GRIN Verlag publiziert seit 1998 wissenschaftliche Arbeiten von Studenten, Hochschullehrern und anderen Akademikern als eBook und gedrucktes Buch. Die Verlagswebsite www.grin.com ist die ideale Plattform zur Veröffentlichung von Hausarbeiten, Abschlussarbeiten, wissenschaftlichen Aufsätzen, Dissertationen und Fachbüchern.

Besuchen Sie uns im Internet:

http://www.grin.com/

http://www.facebook.com/grincom

http://www.twitter.com/grin_com

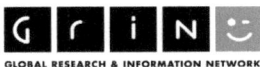
Ziele und Aufgaben von Gesundheitszirkeln im systematischen Gesundheitsmanagement

von

Kirsten Hermes

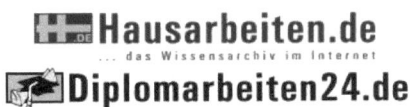

INHALTSVERZEICHNIS:

Vorwort:

Die vorliegende Arbeit über Gesundheitszirkel gibt im zweiten Teil einen Blick in das systematische Gesundheitsmanagement und deren Instrumentarien in Unternehmen, und beschreibt im dritten Teil die Entstehung, Ziele, Aufgaben und Ablauf von Gesundheitszirkeln. Im letzten Teil werden Gesundheitszirkel und Rückkehrgespräche als Instrument und Massnahme der Fehlzeitenreduktion innerhalb der betrieblichen Personalpolitik kritisch zur Diskussion gestellt.

1.   EINLEITUNG:

Seit einigen Jahren nimmt die Bedeutung betrieblicher Gesundheitsförderung (BGF)[1] innerhalb eines systematischen Gesundheitsmanagements in Unternehmen zu und hat sich zu eigenständigen und integrierten Aufgabenfeldern entwickelt. Nicht nur, weil gesetzliche Rahmenbedingungen, wie z.B. das Arbeitsschutzgesetz, den Gedanken der aktiven BGF stärkt, sondern bedingt durch die Einführung neuer Produktions- und Managementsysteme, der „Faktor Mensch" als „Human Potential" immer mehr an Bedeutung gewinnt. Vor dem Hintergrund der Humanisierungsprozesse aus den 70`er Jahren und deren Abkehr von tayloristischen Prozessen der Arbeit, ist auch für die aktuelle Situation der BGF von zentraler Bedeutung, dass der Mitarbeiter selbst durch seine aktive und partizipative Rolle entscheidend zum Erfolg von BGF in seinem Unternehmen und damit natürlich auch für sich selbst und seine Bedingungen am Arbeitsplatz beiträgt (vgl. Priester 1998, 230 ff).

Ein besonders in den letzten Jahren eingesetztes Instrument der Organisationsentwicklung in vorwiegend grösseren Unternehmen zur BGF, ist die Einrichtung eines Gesundheitszirkels. Während der Arbeits- und Gesundheitsschutz sich mit sicherheitstechnischen und arbeitsmedizinischen Schwerpunkten befasst, umspannen Gesundheitszirkel auch wegen ihres partizipativen Moments ein breiteres Spektrum. Mit Gesundheitszirkeln gelingt es, wie die Erfahrungen bei bereits durchgeführten Gesundheitszirkel in Unternehmen zeigen, dass die nach Ansicht der Mitarbeiter dringendsten Arbeitsbelastungen, vor allem die in den letzten Jahren angestiegenen

---

[1] Im folgenden Text abgekürzt für betriebliche Gesundheitsförderung

Bereiche wie psychosoziale Belastungen und ggf. Kommunikationsstörungen, sowie ergonomische Belastungen zu erfassen und zu identifizieren. Da durch die Zirkel häufig arbeitsorganisatorische Gestaltungsdefizite aufgedeckt werden, bilden Gesundheitszirkel quasi eine Schwachstellenanalyse nicht nur in Bezug auf die BGF, sondern auch in betriebswirtschaftlicher Hinsicht. Die auf der Basis der Schwachstellenanalyse erstellten Verbesserungsvorschläge können zu einer Verringerung ergonomischer und psychosozialer Belastungen und somit krankheitsbedingter Arbeitsunfähigkeit, sowie zur Steigerung der Arbeitszufriedenheit der im Betrieb tätigen Menschen führen (vgl. Horst 2001, www.orgentwickler.de/artikel)

2.   DAS BETRIEBLICHE GESUNDHEITSMANAGEMENT:

Von seiten der Betriebe haben sich Anforderungen und Bedingungen an die Arbeitnehmer durch den sich deutlich und schnell entwickelnden technologischen Wandel und den verschärften Wettbewerb verändert. Heute fordern Unternehmen von ihren Mitarbeitern mehr Flexibilität und qualifizierte Arbeitsleistung bei erhöht psychomentalen Anforderungen (wie z. B. Zeit- und Termindruck). Es haben sich aber auch die Erwartungen und Ansprüche der Beschäftigten an die Arbeit gewandelt: das Interesse an sinnhaften, abwechslungsreichen und auch verantwortlichen Tätigkeiten ist gestiegen (vgl. BKK 1996, 6 ff).

Die sich veränderten Anforderungen und Belastungen in der Arbeits- und Lebenswelt spiegeln sich jedoch auch in einem Krankheitsspektrum wieder, das u.a. durch die Zunahme von Erkrankungen des Stütz- und Halteapparates (Muskel- und Skeletterkrankungen) und deutliche Steigerungen psychischer Belastungssymptome und -erkrankungen gekennzeichnet ist. Chronische Erkrankungen treten in immer jüngeren Altersgruppen auf. Für die Betroffenen bedeutet das, dass sie nicht nur Schmerzen und Einschränkungen in ihrer Lebensqualität erfahren, sondern dass sie dadurch auch Ausfalltage im Betrieb haben. Vor dem Hintergrund der demographischen Entwicklung ist hier zusätzlich von einem sich bedrohlich weiter entwickelnden Trend auszugehen. Beginnend mit diesem Jahrzehnt bestimmt der Anteil der Arbeitnehmer, die über 45 Jahre und älter sind, immer deutlicher das Bild der Belegschaften in den Betrieben.

Die BGF hat zum Ziel, die Gesundheits- und Beschäftigungssituation der Arbeitnehmer zu verbessern und bezieht sich dabei auf die die Gesundheit fördernden Arbeitsbedingungen. Auf der Basis des Gesundheitsbegriffs der WHO-Deklaration und der Gesundheitsförderung im Sinne der *„Ottawa-Charta"*, ist hier nicht nur die Stärkung der Gesundheit des Einzelnen gemeint, sondern die Schaffung materieller und sozialer Verhältnisse, die die Gesundheit des Menschen stärkt. Diese Sichtweise erschliesst sich aus dem Verständnis, dass verhaltensorientierte und verhältnisorientierte Gesundheitsförderung nicht als einzelne Einheiten betrachtet werden, sondern zwei sich, beeinflussende und ergänzende Faktoren sind. In der Arbeitswelt bedeutet dies, dass die täglich verrichtete Arbeit die organisatorischen, ergonomischen und psychosozialen Komponenten und Bedingungen, die dabei das Handeln bestimmen, die zentrale Handlungsbasis bilden. Im Sinne des Salutogeneseaspektes von *Antonovsky*, sollte die BGF dabei die Ressourcen und Kompetenzen des Einzelnen durch die positive Beeinflussung von bestimmten Faktoren stärken, fördern und entwickeln (vgl. Brandenburg 1996, 16 ff und Priester 1998, 39 ff). Die Prävention von Krankheiten durch ein technisch-organisatorisch gestaltetes Arbeiten und die Stärkung der Gesundheit der Arbeitnehmer im sozialen Gefüge seines Arbeitsbereichs durch Kollegen, Vorgesetzte und Unternehmenskultur und - Kommunikation, stellen somit ein strategisches Element eines systematischen Gesundheitsmanagement in einem Unternehmen dar. Zudem ist die Aktivierung aller Beteiligter durch weitestgehenden Konsens und transparenten Informationsfluss über BGF und deren Zielsetzungen von grosser Bedeutung. Die dabei zur Umsetzung erforderlichen eigenverantwortlichen Anteile des Arbeitnehmers als unmittelbar Beteiligter und „Experte" in seinem Arbeitsbereich, sind dabei von zentraler Bedeutung eines erfolgreichen betrieblichen Gesundheitsmanagements, das an einer nicht nur kurzfristigen Verbesserung der gesundheitlichen Lage im Unternehmen interessiert ist (vgl. Priester 1998, 222). Die Voraussetzung für eine Entstehung und Annäherung dieses Ziels ist ein kommunikativ offenes System einer modernen Unternehmensstrategie auch im Sinne der in der *Luxemburger Deklaration* von 1997 genannten Aspekte zur umfassenden Massnahmengestaltung von Vorbeugung und Gesundheitsverbesserung am Arbeitsplatz (vgl. Pelikan 2002, www.univie.ac.at/oengk). Die Organisationsentwicklung des Managements durch die Implementierung und Steuerung von Top-down Prozessen einerseits und die Beteiligung der Mitarbeiter durch die Bottom-up Partzipation andererseits, bilden dabei massgebliche Grundlagen (vgl. Slesina et al. 1998, 40 ff).

2.1   Instrumente in der betrieblichen Gesundheitsförderung:

Die erfolgreiche BGF eines Unternehmens und seiner Beschäftigten kann nachhaltige Erfolge der gesundheitlichen Situation im Betrieb vor allem durch eine konsequente, selbstverpflichtende und auf Kooperation aufgebaute Unternehmens- und Personalpolitik unter Hinzuziehung von externen Experten wie z.B Krankenkassen erzielen.

Die Identifikation der Gesundheitsrisiken und Erschliessung von Gesundheitspotentialen am Arbeitsplatz kann dabei durch die verschiedensten Instrumentarien auf nicht partizipativer und partizipativer Hinzuziehung der Mitarbeiter erfolgen. Sie kann einerseits durch die internen betrieblichen Stellen wie Arbeitsschutzexperten, Betriebsärzte, sozial beratenden Stellen, Betriebsrat u. a. erkannt werden und andererseits durch externe Experten von den Betriebskrankenkassen oder anderer Institutionen. Die Erfassung von Risiken und Ressourcen in einer Ist-Analyse, kann dabei über folgende Instrumente erfolgen (vgl. BKK 1996, 22 ff und Priester 1998, 211 ff)):

Nicht partizipative Instrumente	Partizipative Instrumente
• betrieblicher Gesundheitsbericht[2] (Analyse von statistischen Auswertungen der Unternehmens- und Krankenkassendaten) • auch als betriebsinterne Vergleiche mögl.	• innerbetriebliche Mitarbeiterbefragungen (anonym oder gezielt) zur gesundheitlichen Situation
• Auswertung interner Fehlzeitendaten	• Arbeitskreise mit dem Schwerpunkt Gesundheit
• Analysen von Daten des Arbeits- und Gesundheitsschutzes	• Fokusgruppen, Projektgruppen
• Daten aus der Arbeit des betriebsärztlichen Dienstes	• Gesundheitszirkel[3]
• Arbeitsplatzbegehungen und –analysen	
• Screening-Programme	

Abb.1: Partizipative und nicht-partizipative Instrumente zur Erfassung der betrieblichen Gesundheitslage

Durch die daraus gewonnenen Erkenntnisse der gesundheitlichen Situation können in weiterer Zusammenarbeit organisationsbezogene und mitarbeiterbezogene Interventionen

---

[2] A.a.O.
[3] A.a.O.

und Massnahmen im Unternehmen bedarfsgerecht durchgeführt werden (vgl. Badura et al. 1999, 83 ff). Je genauer dabei die gesundheitlichen Schwachpunkte einerseits und die Ressourcen und Gestaltungsmöglichkeiten andererseits geklärt sind, desto gezielter und erfolgversprechender kann die Gesundheitsförderung im Betrieb auch verwirklicht werden. Die dabei zur Durchführung wichtigen Personal-, Sach- und Finanzmittel sind in die Planung von vorgesehenen Massnahmen miteinzubeziehen und sollten in einem stetigen Prozess auf Effektivität (Ausmass der Zielerreichung) und Effizienz evaluiert werden. Ohne eine Bewertung der durchgeführten Massnahmen und Interventionen in Form von Effektivitäts- und Effizienzmessungen lassen sich die Ergebnisse nicht objektiv und kontrolliert beurteilen, und somit auch nicht weitergehend optimiert werden. Die dafür erforderlichen Evaluationskriterien sollten aus den einzelnen Zielen der Gesundheitsförderungsmassnahmen abgeleitet werden (vgl. Priester 1998, 210 ff).

2.2   Der betriebliche Gesundheitsbericht:

In überwiegend grösseren Unternehmen werden zur „Diagnose" der Ist-Analyse, der Gesundheitsbericht herangezogen. Dieses nicht partizipative Standardinstrument, führt Informationen des Unternehmens und der ggf. Betriebskrankenkasse zusammen. Die Daten der Krankenkasse zu Arbeitsunfähigkeiten, zur Dauer und zur zugrundeliegenden Erkrankungsart werden dabei mit den Unternehmensdaten über die Art des Arbeitsplatzes verknüpft, an dem die betroffenen Mitarbeiter tätig sind. Diese Informationen werden dann wie eine Bilanz angelegt und analysiert. Diese Bilanz verdeutlicht, wie das Unternehmen hinsichtlich einzelner gesundheitlicher Indikatoren im Verhältnis zur Branche oder auch zum Bundesergebnis steht. Weiterhin werden die einzelnen Werksteile, Abteilungen und Kostenstellen in einer vergleichenden Analyse untersucht. Das Ziel dieser abgestuften Untersuchung ist dabei die Ermittlung von einzelnen Betriebs- oder Unternehmensbereichen, die auffällig oder über dem Bundesschnitt oder dem Branchendurchschnitt des gesundheitlichen Indikators „Arbeitsunfähigkeit" liegen. Hierdurch können dann vordringliche Interventionsbereiche weitestgehend eingegrenzt und geeignete Massnahmen beschlossen werden (vgl. Badura et al. 1999, 84). Dem Gesundheitsbericht, der auf den Arbeitsunfähigkeitsdaten beruht, lassen sich aufgrund der Datenqualität und anderer methodischer Grenzen in der Regel keine kausalen Rückschlüsse entnehmen. BADURA meint hierzu, „(...) den Gesundheitsberichten ist zum Teil Vorsicht hinsichtlich Interpretationsmöglichkeiten angebracht, da sie nur dann Beschwerden und Belastungen erfassen, wenn diese auch zu Arbeitsunfähigkeit führen (...)" (Badura et al. 1999, 85).

Die Mitarbeiter, die obwohl sie leichtere Beschwerden oder Beeinträchtigungen haben oder auch aus Angst vor dem Arbeitsplatzverlust weiterarbeiten, werden dabei nicht erfasst. Genauere Aussagen über die Arbeitssituation, Belastungen und auch psychosozialen Beeinträchtigungen und den kausalen Zusammenhang zu Krankheiten können jedoch Gesundheitszirkel geben.

3.   BETRIEBLICHE GESUNDHEITSZIRKEL:

Wurden durch den vorangehend beschriebenen Gesundheitsbericht bereits gesundheitliche Problembereiche identifiziert, können als ein weiteres Diagnoseinstrument, die Gesundheitszirkel eingesetzt werden (vgl. BKK 1996, 28 ff). Die Vorausetzung des Gesundheitsberichts für die Einrichtung eines Gesundheitszirkels, ist von den Betriebskrankenkassen dem „Düsseldorfer Ansatz" entnommen[4].

In den Gesundheitszirkeln wird das Erfahrungswissen und Möglichkeiten der Veränderung der Mitarbeiter über belastende Arbeitssituationen und deren mögliche gesundheitsgerechte Gestaltung mit dem Experten- und Vorgesetztenwissen kombiniert. Der Gesundheitszirkel bedient sich dabei der subjektiven Wahrnehmung und Erfahrung der Mitarbeiter als Experten in ihrem Arbeitsbereich, über die belastenden Faktoren Einblick zu verschaffen, wie auch bei einer Mitarbeiterbefragung, jedoch mit dem Unterschied, dass durch die Synthese mit den betrieblichen Experten aus Arbeits- und Sicherheitsschutz verschiedene Sichtweisen und Gestaltungmöglichkeiten zusammen diskutiert werden können. Für ein Unternehmen und seine Mitarbeiter haben Gesundheitszirkel folgende Vorteile (Gesellschaft für Betriebliche Gesundheitsförderung 2001, http:// www.bgf-berlin.de):

- Erkennen von möglichen Problemen und Ressourcen
- Schnelle, systematische und detaillierte Problembearbeitung und –beseitigung

---

[4] A.a.O.

- Besserer Umgang der Mitarbeiter mit Stresssituationen, durch die Beschäftigung mit gesundheitsrelevanten Arbeitsbedingungen, Ursachen für Stress und ein Basiswissen zur Kommunikation
- Umsetzung einer partizipativen Führung durch die Nutzung des Erfahrungswissens der Mitarbeiter
- Erhöhung der Motivation und Produktivität der Mitarbeiter
- Verbesserung der Arbeitsorganisation
- Senkung der Kosten durch die Beseitigung von Zeit- und Reibungsverlusten
- Senkung der Kosten durch Arbeitsunfähigkeit/Fehlzeiten

3.1   Entstehungshintergrund und Verbreitung von Gesundheitszirkeln:

Als Ergänzung und Weiterentwicklung des traditionellen Arbeits- und Gesundheitsschutz entstanden Mitte der 80er Jahre im Rahmen von Modellprogrammen zur „Humanisierung des Arbeitslebens" die Gesundheitszirkel. Dabei dienten die Qualitätszirkel der Industrie als Vorbilder, die schon seit längerem zur Optimierung der technischen Arbeitsabläufe in Unternehmen eingesetzt wurden. Die beiden Modellprojekte nach dem „Düsseldorfer" und dem „Berliner"[5] Ansatz, die als modellhafte Interventionsstudien zur Prävention und Gesundheitsförderung im Betrieb Mitte der 80er Jahre durchgeführt wurden, sind dabei konstituierend für Gesundheitszirkel (vgl. Brandenburg et al. 1996, 362).

Seit Anfang der 90er Jahre sind Gesundheitszirkel in mehreren hundert überwiegend grösseren Betrieben durchgeführt werden. Dabei lagen die Schwerpunkte des Einsatzes der Gesundheitszirkelprojekte in Betrieben des Stahl-, Maschinen- und Fahrzeugbaus, der Eisen-, Blech-, Metallbranche, der Erzeugung von Metallwaren und Metallbearbeitung, der chemischen Industrie und des öffentlichen Verwaltungsdienstes. Bislang fehlen jedoch eindeutig wissenschaftlich belegte Nachweise über Effektivität und die Effizienz von Gesundheitszirkeln, weil zum einen die empirische Basis der Erfahrungen mit Gesundheitszirkeln zu schmal ist und andererseits die betrieblichen Zirkelprojekte unzureichend evaluiert[6] wurden (vgl. Priester 1998, 231).

---

[5] A.a.O.

3.1.1 Das „Düsseldorfer Modell":

Der „Düsseldorfer Ansatz" zur BGF wurde am Institut für Medizinische Soziologie der Universität Düsseldorf von *Christian v. Ferber* und insbesondere *Wolfgang Slesina* in Zusammenarbeit mit einem Stahlwerk entwickelt. Auf ihm basieren weitgehend die praktizierten Gesundheitszirkelprojekte der Betriebskrankenkassen (vgl. Priester 1998, 250 ff). Das 1984 – 1989 von der Düsseldorfer Projektgruppe in Kooperation mit den Thyssen-Stahlwerken durchgeführte Projekt, ist in seinen Hauptzielen folgenderweise zu beschreiben (Slesina in Brandenburg 1996, 362):

- „Beitrag zur Verhütung arbeitsbedingter gesundheitlicher Beschwerden und arbeitsbedingter Erkrankungen (nach ASiG § 3.1.3.c) durch eine gesundheitsgerechte Gestaltung von Arbeitsbedingungen,
- Beitrag zur systematischen Einbeziehung psychosozialer (mentaler, sozio-emotionaler) Belastungen in den betrieblichen Arbeits- und Gesundheitsschutz,
- Beitrag zur Erweiterung des Methodenrepertoires des betrieblichen Arbeits- und Gesundheitsschutzes,
- Praktikabilität des Verfahrens auch unter betrieblichen Alltagsbedingungen".

Die einzelnen konstitutionsgebenden Elemente dabei waren:
- „Einbeziehung der Beschäftigten mit ihrem Erfahrungs- und Veränderungswissen in die gesundheitsgerechte Gestaltung von Arbeitsbedingungen,
- heterogene Zusammensetzung des Gesundheitszirkels, d.h. Repräsentation der für den betrieblichen Arbeits- und Gesundheitsschutz zuständigen Positionen und Abteilungen im Zirkel, Erarbeitung gemeinsamer Vorschläge
- Koordinationskreis zur Flankierung der Zirkelarbeit sowie zur Prüfung und Weiterleitung von Änderungsvorschlägen" (Slesina in Brandenburg 1996, 363).

Gesundheitszirkel nach dem „Düsseldorfer Ansatz" sind zeitlich befristete Projektgruppen, die demnach verhältnisorientiert, Beschäftigtenorientiert und heterogen

---

[6] Zur Evaluation der Gesundheitszirkel siehe auch Kap. 3.5, S. 17

(hierarchieübergreifend) bei gleichzeitiger Themenoffenheit sind. Weiterhin sind sie zielorientiert, da die Zirkelarbeit praktische Verbesserungsvorschläge enthalten soll und regelorientiert. Diese Regeln der Zirkelarbeit dienen einer gleichberechtigten Aussprache. Sie sind ebenso konsensorientiert, weil sie eine gemeinsame Sichtweise über änderungsbedürftige Arbeitsaspekte und deren Lösungen anstrebt und werden vorzugsweise von einem externen Moderator moderiert (vgl. Priester 1998, 250 ff und Slesina in Brandenburg 1996, 363). Schematisch kann der Ablauf bei diesem Ansatz in vier Schritten dargestellt werden (vgl. Horst 2001, http://www.orgentwickler.de/artikel)

- Erörterung von änderungsbedürftigen Arbeitsaspekten durch die Beschäftigen
- Schriftliche Befragung der Beschäftigten, welche Beschwerden sie bei bestimmten Arbeitsanforderungen verspüren
- Zusammenfassung der schriftlichen Befragung und vertiefende Erörterung im Zirkel
- Entwicklung von Lösungsmöglichkeiten

3.1.2 Das „Berliner Modell":

Das „Berliner Modell" wurde 1987 – 1989 von einer Projektgruppe am Wissenschaftszentrum Berlin für Sozialforschung der TU Berlin in Zusammenarbeit mit der Volkswagen AG unter Leitung von *Franz Friczewski* erarbeitet. Dieses Konzept wurde von *Friczewski* später im Bereich der AOK Niedersachsen im Rahmen der Gesundheitszirkelprojekte durchgeführt. Der Berliner Ansatz legte Zielschwerpunkte auf die Verringerung arbeitsstressbedingter Beanspruchungen und Gesundheitsrisiken durch:

- „Das Befähigen stressexponierter Personen, die personalen wie auch die situativen Anteile bei der Stressgenese realistisch zu erkennen,
- die Verbesserung der Stressbewältigungskompetenz der stressexponierten Personen
- Schaffung eines Arbeitsklimas, das einen gesunden Umgang mit Stress fördert
- Schaffung von objektiven betrieblichen Bedingungen, die ein gesundes Arbeitsklima fördern, z. B. durch soziale Unterstützung, Orientierungs- und Verhaltensänderungen" (Slesina in Brandenburg 1996, 363).

Die wesentlichen Verfahrenselemente dieses Gesundheitszirkelkonzeptes waren:

- „Einbeziehung betrieblich stressexponierter Personen,

- homogene Zusammensetzung des Gesundheitszirkels aus Inhabern der gleichen Position (Meister),

- ein heterogen zusammengesetzter Kontaktausschuss (bestehend aus einigen Zirkelmitgliedern, Vorgesetzten, Betriebsarzt, Betriebsrat) zur Lösung betriebsbedingter Stressursachen" (ebd.).

Der „Berliner Ansatz" als Gesundheitszirkelkonzept basiert hauptsächlich auf der Grundlage des Vorliegens nicht funktionierender innerbetrieblicher Kommunikation (vgl. Priester 1998, 251). Die Vorgehensweise in der praktisch durchgeführten Zirkelarbeit teilt sich dabei in eine Basis- und Umsetzungsphase:

Basisphase: Eine Einführungsphase macht die Beteiligten mit den Zielen und Grundgedanken des Vorhabens vertraut. Ebenso findet ein Basisseminar für Vorgesetzte, Abteilungsleiter u.s.w. statt. Das Kerninstrument ist allerdings ein Mitarbeiterzirkel. Ziel ist ein Problemkatalog, der sich von einer Mängelliste dahingehend unterscheidet, dass er versucht die Dinge in ihren Zusammenhängen zu sehen. Er kann auch erste Lösungsvorschläge oder – Ansätze enthalten.

Umsetzungs-
phase: In dieser Phase findet ein gemischter Zirkel statt, in dem die Beschäftigten die Möglichkeit haben, die Ergebnisse aus dem ersten Zirkel zu präsentieren. Aufgrund der Vorarbeit kann schnell zur Sacharbeit übergegangen werden und Lösungen ausgearbeitet werden. Ziel der Umsetzungsprojekte ist es, einen kontinuierlichen ergonomischen und kommunikativen Verbesserungsprozess in Gang zu setzen. Die Beschäftigten sollen aus ihrer passiven Haltung/Resignation herausgeführt werden und aktiv gesundheitsgerechte Verhaltensweisen am Arbeitsplatz entwickeln (vgl. Horst 2001, http://www.orgentwickler.de/artikel)

War der „Düsseldorfer" Gesundheitszirkelansatz eher belastungsorientiert und gestaltungsorientiert angelegt, so charakterisiert sich der Ansatz des „Berliner Modells" vorwiegend ressourcenorientiert und befähigungsorientiert. Die später durchgeführten Gesundheitszirkelprojekte entstanden entweder aus einem der beiden skizzierten

Zirkeltypen oder aus einer Kombination beider Modelle (vgl. Slesina in Brandenburg 1996, 364).

3.2 Voraussetzungen und Aufgaben der Zirkelarbeit:

Zu den wichtigsten Voraussetzungen der Gesundheitszirkeleinrichtung gehört, wie bereits beschrieben, ein innerbetrieblicher Konsens über die Ziele der Gesundheitsförderung, die z.B. bereits Teil von Betriebs- oder Dienstvereinbarungen in den Unternehmen sind. Da es für die Einrichtung und Arbeit der Gesundheitszirkel keinen rechtlich zwingenden Hintergrund gibt, ist es von daher erforderlich, dass zunächst die Betriebsparteien (Geschäftsleitung und Belegschaftsvertretungen) sich über die Modalitäten der Arbeit der Gesundheitszirkel verständigen (vgl. Priester 1998, 234). Die Einrichtung von Gesundheitszirkeln ist allerdings nicht die gleichzeitige Einrichtung eines Gesundheitsförderungsprogramms und stellt somit „(...) kein Synonym für betriebliche Gesundheitsförderung (...)" (ebd.) dar. Die Arbeit der Gesundheitszirkel sollte hier auch nicht verwechselt werden mit einer Lösung für hohe Krankenstände[7] oder auch andere Durchsetzungsforderungen der Belegschaft. PRIESTER weist weiter darauf hin, dass es nicht darum gehen sollte, „(...) das Instrument Gesundheitszirkel von vornherein mit der Hypothek einseitiger Interessenwahrnehmung und –durchsetzung zu befrachten" (ebd.).

Unter diesen günstigen Voraussetzungen gestalten sich die Aufgabenbereiche der Gesundheitszirkel folgenderweise (vgl. Priester 1998, 237):

- Gesundheitszirkel ermitteln Belastungs- und Beinträchtigungszusammenhänge
- stellen als ergebnisorientierte Projektgruppen mit einem zeitlich limitierten Rahmen einen inhaltlich festgelegten Auftrag dar, sind jedoch thematisch grundsätzlich offen
- thematisieren betriebliche Gesundheitsfragen und mobilisieren das Erfahrungswissen der Beschäftigten über Belastungsfaktoren am Arbeitsplatz,
- führen dieses Wissen mit den Ergebnissen vorangegangener Arbeitsplatzanalysen, Gesundheitsberichten und ggf. Befragungen zusammen,
- erörtern, prüfen und kommentieren die Informationen im gemeinsamen Dialog,

---

[7] A.a.O.

- identifizieren gesundheitsrelevante Belastungskonstellationen im Rahmen des Arbeits- und Gesundheitsschutz und der betrieblichen Gesundheitsförderungspolitik,
- erarbeiten gemeinsam Verbesserungsvorschläge und leiten sie an die betrieblichen Umsetzungsstellen weiter,
- bewerten die Effekte vorgenommener Veränderungen und eingeleiteter Massnahmen

3.3 Aufbau und Ablauf der Zirkelarbeit:

Nach PRIESTER ist der Nutzen betrieblicher Gesundheitszirkel größer, je klarer von Beginn an Möglichkeiten und Grenzen sowie Reichweite und Aufgabenstellung der einzurichtenden Zirkel benannt werden. Da Gesundheitszirkel erst einmal thematisch offen sind und konkrete Arbeitsschwerpunkte von den Zirkelmitgliedern erarbeitet werden, ist es wichtig von Beginn an mit klaren Vorgaben zum formalen zeitlichen Ablauf der Zirkelarbeit zu arbeiten. Eine zeitliche Befristung der Zirkelarbeit fördert zum Einen die Ergebnisorientierung. Zum Anderen erleichtert dies allen Beschäftigten die Entscheidung zur Teilnahme. PRIESTER schlägt bei einer Sitzungsfrequenz von zwei Wochen zwölf Zirkelsitzungen innerhalb eines halben Jahres vor (1998, 239). Die Teilnahme ist dabei für die Beteiligten freiwillig und findet überwiegend im Betrieb statt.

Bei der Zusammensetzung der Zirkelmitglieder hat sich die im „Düsseldorfer Ansatz" beschriebene Struktur herausgebildet. Demnach sollte sie folgend zusammengesetzt sein.

- belegschaftsintern, hierarchiegruppenhomogen und
- hierarchiegruppenübergreifend
- unterstützt von einem neutral externen Moderator[8]

Ein Aufbau des Gesundheitszirkels in Zusammenarbeit mit einer Betriebskrankenkasse kann folgenderweise aussehen :

---

[8] Zur Rolle des Moderators siehe auch unter Kap. 3.4, S. 16

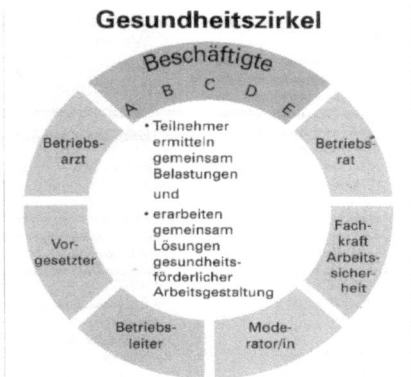

Abb. 2: Gesundheitszirkel der BKK

Die Durchführung im Rahmen des systematischen Gesundheitsmanagement enthält folgende Arbeitsschritte:

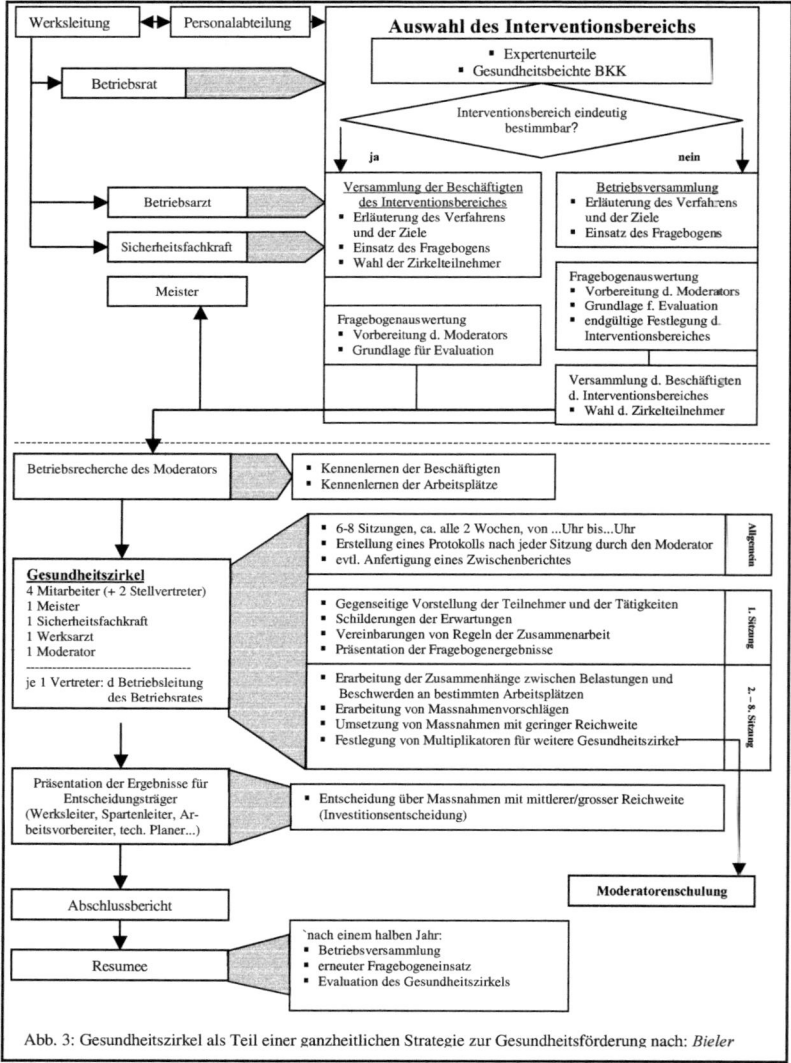

Abb. 3: Gesundheitszirkel als Teil einer ganzheitlichen Strategie zur Gesundheitsförderung nach: *Bieler*

3.4 Leitung der Gesundheitszirkel durch Moderatoren:

Die Durchführung von Gesundheitszirkel benötigen für eine produktive Arbeit ein bestimmtes Set an Verfahrens- und Umgangsregeln, die vor Aufnahme der Zirkelarbeit festzulegen sind und von allen Beteiligten auch einzuhalten sind. Diese Regeln gestalten den Kommunikationsprozess des Zirkels in demokratischer Weise. Dem Moderator[9] kommt dabei für ein systematisches und lösungsorientiertes Arbeiten in Gesundheitszirkeln eine wichtige Rolle zu. Gefordert wird von ihm vor allem, dass er in diesem Verfahren Neutralität bewahrt und Moderation statt Manipulation zu einer bestimmten Entscheidung ausführt. Der Moderator ist Experte für das methodische Vorgehen und zuständig für den formalen Verfahrensablauf, um so die sozialen Rahmenbedingungen für eine offene Problemanalyse und Änderungsdiskussion zu schaffen. Weiter ist es die Aufgabe des Moderators, der Sichtweise der Beschäftigten über Arbeitsbelastungen und mögliche Änderungsvorschläge zur Darstellung zu verhelfen und in eine verbindende kommunikative Ebene mit anderen Zirkelmitgliedern wie der Betriebsleitung oder Meister zu bringen. Dabei können bspw. folgende Gesprächs- und Verhaltensregeln hilfreich sein (vgl. Priester 1998, 241 ff und Slesina et al. 1998, 61 ff):

- „Jeder im Zirkel ist Experte, und zwar auf seinem Gebiet". –durch diese Regelung werden Dominanzansprüche bspw beteiligter Arbeitsschutzexperten weitestgehend zurückgedrängt.
- „Jeder hat die Möglichkeit, seine Meinung frei zu äussern und auszureden". –hierdurch soll der üblichen hierarchiebestimmten Kommunikation entgegengewirkt werden.
- „Was in der Gruppe gesagt wird, soll in der Gruppe bleiben". –diese Regel zielt auf eine Trennung von Sach- und Beziehungsthemen und auf ein mögliches Heraustragen von Arbeitsthemen der Gruppe nach aussen (z.B. psychosoziale Themen oder auch Vorgesetztenverhalten).
- „Meinungen sollen nicht der Person angelastet werden." –hierdurch wird versucht, „(...) alltägliche hierarchische Sanktionsweisen (...)" (Priester 1998, 242), so weit wie möglich zu neutralisieren und damit einen angstfreien Raum für alle Mitglieder zu schaffen.

---

[9] Der Einfachheit halber ist hier die maskuline Form gewählt.

Die Moderation kann von externen Experten (z.B. Vertreter von Krankenkassen) übernommen werden, die die geforderte Neutralität wegen ihrer Nichtzugehörigkeit zum Betrieb mitbringen. In Frage kommen aber auch für dieses Verfahren gezielt geschulte interne Funktionsträger und Beschäftigte, die den Vorteil betrieblicher Erfahrungen mitbringen. Dennoch empfiehlt es sich, einen externen Moderator wegen der o. g. Aspekte für die Leitung des Zirkels zu wählen.

3.5   Evaluation von Gesundheitszirkeln:

Obwohl die Erfahrungen mit der Gesundheitszirkelarbeit immer wieder den nachhaltigen Erfolg des Gesundheitszirkelkonzeptes darlegen und herausstellen, liegen in der BRD bisher kaum empirische Untersuchungen zur Evaluation der Gesundheitszirkel vor. Die Beurteilung der Ziele, der Zielerreichungsgrade, Nachweise auf wissenschaftlicher Basis über Effektivität und Effizienz sind bislang nur unzureichend erfasst. Die für die Evaluation der Zirkel nach der Unterscheidung zwischen Struktur-, Prozess- und Ergebnisevaluation massgeblichen Fragenkomplexe umfassen z.B. (vgl. Slesina 1998, 221 ff):

- Sind die Gesundheitszirkel adäquat zusammengesetzt gewesen?
- Konnte in den Gesundheitszirkeln eine offene und produktive Atmosphäre zur Bearbeitung von beanspruchenden Aspekten der Arbeit und mögliche Verbesserungen erreicht werden?
- Sind die Verbesserungsvorschläge der Gesundheitszirkel realisiert worden?
- Ergaben sich aus den Verbesserungsvorschlägen positive gesundheitliche Auswirkungen für die Beschäftigten?

Die BKK führte auf dem Hintergrund der nicht ausreichend erfassten Evaluationen der Gesundheitszirkel von 1994 – 1997 ein Forschungsvorhaben zur Evaluation der Zirkel mit der finanziellen Unterstützung der Bundesanstalt für Arbeitsschutz und Arbeitsmedizin durch. Ziel dieses Forschungsvorhabens war es, empirisch fundierte Aussagen über die Wirkungsweisen und Effekte speziell der Instrumente Gesundheitsbericht und Gesundheitszirkel zu treffen (vgl. Lenhardt 2001, 18 ff). So wurden 2240 Mitarbeiter aus 16 Betrieben, in denen 41 Projekte der Gesundheitszirkelarbeit durchgeführt wurden, per schriftlicher Befragung erreicht. Bei dem Evaluationsdesign handelte es sich um ein „Post-Faktum" Design, welches nur eine Nachhermessung erlaubt und die Ausgangssituation aus der Retrospektive erfasst. LENHARDT weist daraufhin, dass diese Methode „(...) deutlich weniger Aussagekraft als ein (quasi-) experimenteller oder auch Pretest-Posttest-Design (...) (ebd.) hat, dem Projektbericht nach aber aus forschungspraktischen und methodischen Gründen nicht anders möglich war.

Die wichtigsten Ergebnisse des Forschungsvorhabens waren, obwohl wegen der o.g. Schwächen des gewählten Designs nicht im strengen Sinne nachgewiesen wurde, dass die Hypothese, die einen Einfluss der ergriffenen Gesundheitsförderungsmassnahmen annahm, auch unterstützt durch andere weitere Evaluationsergebnisse, tatsächlich Veränderungen in den Arbeitsbedingungen, hier durch Gesundheitszirkel, ausüben. Die Ergebnisse sahen folgenderweise aus (nach Sochert 1998, 203 f in: Lenhardt 2001, 22):

Evaluation von 41 Gesundheitszirkelprojekten – thematisierte Belastungen, Verbesserungsvorschläge und deren Umsetzung			
Art der Belastungen	Häufigkeit der thematisierten Belastungen	Häufigkeit von Verbesserungsvorschlägen	davon umgesetzt oder in Arbeit
Körperliche Belastungen	26% (N=382)	25% (N=516)	54% (N=281)
Umgebungsbelastungen	36% (N=528)	37% (N=751)	60% (N=448)
Psychosoziale Belastungen	23% (N=337)	19% (N=387)	67% (N=261)
Sonstige Belastungen	15% (N=221)	19% (N=398)	61% (N=242)
Gesamt	100% (N=1468)	100% (N=2052)	60% (N=1232)

Abb. 4. Evaluation von Gesundheitszirkelprojekten; Belastungen, Verbesserungsvorschläge und Umsetzung

Weiterhin wurde festgestellt, dass es einen statistischen Zusammenhang zwischen dem Ausmass der wahrgenommenen Verbesserungen der Arbeitsbedingungen und dem Ausmass der berichteten Verringerung von gesundheitlichen Beschwerden gibt. Dabei waren die Korrelationen nach *Pearson`s R.* mit (p<0.01), (siehe Abb. 5), als durchgängig signifikant und mittelstark eingeschätzt worden. Die einzelnen Ergebnisse stellten sich folgenderweise dar (nach Sochert 1998, 268 in: Lenhardt 2001, 23)

Evaluation von 41 Gesundheitszirkelprojekten – Zusammenhänge zwischen Verbesserungen der Arbeitsbedingungen und Verbesserungen der gesundheitlichen Beschwerden				
	Muskel-Skelett	Herz/Kreislauf	Magen/Darm	Psychosomatisch
Arbeitstätigkeit	0,461	0,345	0,337	0,433
Umgebungsbedingungen	0,532	0,411	0,379	0,503
Arbeitsmittel	0,482	0,427	0,400	0,472
Beziehung zu Vorgesetzten	0,410	0,392	0,389	0,460
Beziehung zu Kollegen	0,414	0.380	0,378	0.460
Soziale Unterstützung	0,425	0,374	0,371	0,454
Einflussnahme/ Handlungsspielraum	0,526	0,427	0,415	0,519

Abb. 5: Zusammenhänge zw. Verbesserungen der Arbeitsbedingungen und gesundheitlichen Beschwerden

Im Resümee der Evaluation betrieblicher Gesundheitszirkel der BKK wird festgestellt, dass durch die Thematisierung der prioritären Arbeitsbelastungen aus der Sicht der Arbeitnehmer und den sich daraus ergebenen Veränderungsvorschlägen, gesundheitsgerechte Arbeitsentwicklung gestalten lässt. Durch die Realisierung der Verbesserungsvorschläge ergeben sich positive Effekte für den einzelnen und auch für die Organisation Betrieb insgesamt. Bezogen auf das Potential der Wirkung, zeigt sich der Gesundheitszirkel als ein Instrument betrieblicher Gesundheitsförderung mit konkurrenzloser, ökonomischer Ausprägung (vgl. Sochert o.J., www.bkk.de/gesundheit/arbeit_und_gesundheit/eiz/download/evaluation.pdf). Die Verbesserungen der Arbeitsbelastungen stehen in einem signifikanten Zusammenhang mit gesundheitlichen Beschwerden im Vorfeld von Krankheit und Arbeitszufriedenheit. Insgesamt hat sich das betriebliche Gesundheitsförderungsinstrument Gesundheitszirkel, als ein von den Betroffenen akzeptiertes und geeignetes Verfahren zur Veränderung und Umsetzung von persönlichkeits- und verhaltensbezogenen genauso wie organisationsbezogenen, gesundheitsförderlichen Aspekten im Arbeitsbereich erwiesen. Sie sind damit als Gestaltungsalternative angewandter Organisationsentwicklung der BGF geeignet (vgl. Sochert o.J., ebd.).

4.   DISKUSSION: Gesundheitszirkel vs. Rückkehrgespräche:

Ein besonders in der letzten Zeit kritisch diskutiertes Thema ist die Gegenüberstellung von Gesundheitszirkeln und Rückkehrgesprächen zur Fehlzeitenreduzierung in der BGF. Dabei wird der einzelne Zielteilaspekt der Gesundheitszirkelarbeit, die Fehlzeitenreduzierung, parallel zu dem Zielteilaspekt von Rückkehrgesprächen gesehen. Beide Instrumente werden als eine Reaktion der gestiegenen Anforderungen sowie Beanspruchungen und den gestiegenen Stellenwert der Mitarbeiter im modernen Produktionsprozess verstanden.

Zur Senkung des Krankenstandes werden in Unternehmen mit steigender Tendenz Rückkehrgespräche geführt. Häufig laufen diese als ursprünglich gedachten „Mitarbeitergespräche" gleichzeitig mit Massnahmen der BGF, wie dem Gesundheitszirkel und werden zunehmend auch als Teil der BGF in Unternehmen gesehen. Die Rückkehrgespräche, die nach einer Arbeitsunfähigkeit systematisch alle Beschäftigten oder nach einem individuell dem Unternehmen ausgerichteten Auswahlkriterium z.B. alle mit mehr als 10 Tagen Arbeitunfähigkeit einbeziehen und die Teil eines Stufensystems von Gesprächen sind, werden sukzessive vom freundlichen Begrüssungsgespräch bis hin zum Kündigungsgespräch geführt[10]. Sie beginnen mit einem „Motivationsgespräch", nach der zweiten Arbeitsunfähigkeit folgt das „Mitarbeitergespräch", das „Personalgespräch" und am Ende das „Fehlzeitengespräch" (vgl. Kuhn, 2000 http://www.arbeitundgesundheit.de/archiv/betrg.). KUHN meint, dass die „(...) disziplinarische Seite dieser Gespräche unübersehbar ist(...)" (2000, 5). Das Krankenstandsproblem im Unternehmen wird durch dieses System zum „Blaumacherproblem" (ebd.), auch wenn keine einheitlichen Meinungen über die Wirksamkeit und/oder Notwendigkeit in den Betrieben durch die Führung oder Betriebsräte vorliegt. Im Konzept der Rückkehrgespräche ist zwar vorgesehen, dass auch über betriebliche Ursachen für die Erkrankung gesprochen werden kann, ist jedoch nach KUHN in diesem Rahmen nicht oder nur unter besonderen Umständen möglich. Die Rückkehrgespräche hätten damit einen eindeutig restriktiven Charakter, sind disziplinarisch ausgerichtet und stresserzeugend in der Wirkung und somit als kontraproduktiv einzuschätzen.

Beide Instrumente und ihre Konzeptionsinhalte stellen sich folgenderweise im Vergleich dar (Kuhn 2000, 6):

---

[10] Dieses Gesprächssystem wurde von der Opel AG eingeführt.

Rückkehrgespräche	Gesundheitszirkel
Konzentration auf Kranke	Konzentration auf Betroffene
Reaktiver Ansatz	Präventiver Ansatz
Individuelles Gespräch	Gruppengespräch
Gesprächspartner ist Vorgesetzter	Gesprächspartner sind Kollegen; bei sensiblen Themen definitiv ohne Vorgesetzte
Zwangscharakter	Freiwilligkeit als Prinzip
Informationsabfrage von oben	Informationsaustausch unter Kollegen
Gesprächssteuerung durch Vorgesetzte	Beteiligungsorientierter Ansatz
Disziplinierung, Verhaltenssteuerung	Begrenzte Entfaltung von Autonomie
Verhaltensnormativ	Verhältnis- und Verhaltensprävention
Schaltstelle: Personalabteilung	Schaltstelle: Arbeitskreis Gesundheit
Zielgrösse: Krankenstand	Zielgrösse: Arbeitsbelastungen
Gesamtrahmen: Massnahmen des Fehlzeitenmanagements	Gesamtrahmen: Projekt der betrieblichen Gesundheitsförderung

Abb. 6: Vergleich zw. Rückkehrgesprächen und Gesundheitszrkeln

Gesundheitszirkel und Rückkehrgespräche stellen wie oben aufgeführt zwei einzelne sich ergänzende Bausteine eines Analyse- und Interventionsprozesses im betrieblichen Gesundheitsmanagement dar und sind damit als Instrumente in der systematischen Organisationsentwicklung einsetzbar. Beide Instrumente sind weiter für eine Entwicklung einer Vertrauenskultur in Unternehmen gedacht, auf der eine gesundheitsförderliche Umgebung und folgend gesundheitsförderliche Prozesse wie die der Partizipation möglich werden. WESTERMAYER meint hierzu, dass es auf dieser Basis auch möglich wird „(...) den nach *Antonovsky* genannten „Sense of Coherence" der Mitarbeiter weiter zu entwickeln zu helfen und zu erhalten" (2002, 2). Dieser gibt den Mitarbeitern die Möglichkeit, auch unter der Belastung gestiegener Arbeitsbedingungen eine gesundheitsförderliche Lebenshaltung in dementsprechende Verhaltensweisen umzusetzen (vgl. ebd.). Die gleichzeitige Reduzierung des Krankenstandes, ist dabei ein entstandenes willkommenes „Nebenprodukt" eines systematischen Gesundheitsverbesserungsprozesses (vgl. ebd.). Er meint jedoch, wenn Gesundheitszirkel statt Mitarbeitergespräche vorgeschlagen werden „(...) dann geschieht dies in der Regel, wenn man sich auf bestimmte Gesprächssysteme bezieht, die in der Tat nichts mit Gesundheitsförderung zu tun haben dürften" (ebd.). Dabei wird auch gleichzeitig der kritische Blick auf die Gesundheitszirkel verstellt und führt zu einer anderen Sinnhaftigkeit der Zirkel.

Gesundheitszirkel sind in ihrer Aufgabe und Zielerreichung nicht besser als Mitarbeitergespräche und umgekehrt. Bei der Durchführung beider Instrumente ist es von grosser Wichtigkeit, wie sie eingesetzt werden, d. h. mit welcher Zirkelvariante gearbeitet wird und welches Gesprächssystem angewendet wird, um zu einer offenen Kommunikationskultur und somit gesundheitsförderlichen Kultur in den Unternehmen zu kommen.

5.   SCHLUSSBETRACHTUNG:

Wichtigstes Prinzip der betrieblichen Gesundheitsförderung ist die Erhaltung und Verbesserung des Gesundheitszustandes aller Beschäftigten. Der Gesundheitszustand jedes Mitarbeiters im betrieblichen Kontext wird einerseits über Beschwerden, Befindlichkeitsstörungen und Krankheiten und andererseits über Motivation, Handlungsspielräume und auch Lernchancen gemessen. Die dabei auf dem Konzept der *Ottawa-Charta* und dem von *Antonovsky* geltenden Salutogenesekonzept beruhende Annahme, dass zur bestmöglichen Erreichung eines der Gesundheit förderlichen Umfeldes, die Ressourcen des Einzelnen gestärkt und gefördert werden sollen, stellen die Gesundheitszirkel als ein Instrument des systematischen Gesundheitsmanagements als wichtiges Element zur Partzipation und Einbindung der Beschäftigten im Betrieb dar. Die Ressourcen liegen dabei in der einzelnen Person selbst, in der technisch- organisatorischen Arbeitsgestaltung oder auch im psychosozialen Gefüge des Unternehmens. Das auf dem „Düsseldorfer" und dem „Berliner"- Ansatz entwickelte Beteiligungsmodell beruht dabei auf der Annahme, dass eine sinnvolle und effektive gesundheits- und sicherheitsfördernde Arbeit im Betrieb zu einem positiven Gelingen führt, wenn die beteiligten und betroffenen Mitarbeiter in den Prozess der Problembeschreibung, Lösungserarbeitung und der folgenden praktischen Umsetzung der Verbesserungsvorschläge der vorhandenen Arbeitsbedingungen aktiv als „Experten" in eigener Sache mit einbezogen werden. Die Gesundheitszirkel ermitteln dabei in zeitlich befristeten und ergebnisorientierten Projekten die Belastungs- und Beschwerde- Zusammenhänge, entwickeln sie gemeinsam in heterogenen und hierarchieübergreifenden Kleingruppen, (nach dem „Düsseldorfer

Modell), aus jeweils 6-8 Teilnehmern, und setzen schliesslich die erarbeiteten Verbesserungsvorschläge in die täglich praktische Arbeit um. Die Zirkelarbeit findet während der Arbeit in empfohlenen Abständen von ca. 4-6 Wochen unter der Leitung eines neutralen Moderators und mit festen Kommunikations- und Verhaltensregeln, die für alle Beteiligten gelten, statt.

Die eindeutigen Effekte der Gesundheitszirkelarbeit sind abgesehen von der Bearbeitung von Problemen und deren Veränderung der Arbeitsbedingungen, eine verbesserte Kommunikationskultur innerhalb der bestehenden sozialen Beziehungs- und Strukturengeflechte sowie die Steigerung der subjektiv wahrgenommenen Einflussnahme- und Erweiterung des Handlungsspielraumes am Arbeitsplatz. Mit dem Konzept der Gesundheitszirkelarbeit werden auch auf der unmittelbar ökonomischen Ebene Ziele wie u.a. die Verbesserung der Arbeitsorganisation, schnelle und systematische Problembearbeitung und deren Beseitigung sowie Senkung von Kosten durch die Beseitigung von Zeit- und Reibungsverlusten und der Senkung der Kosten durch Arbeitsunfähigkeit erreicht. Durch eine sich anschliessende Evaluation des Gesundheitszirkels, können Ergebnisse in die vorgelagerten Phasen der Zirkelarbeit zurückfliessen und führen ein strategisch ausgerichtetes Gesundheitsmanagement in einen lernenden Prozess und somit auch in eine „lernende Organisation".

Der dabei entstandene Vergleich zwischen von Unternehmen durchgeführten Mitarbeitergesprächen (Rückkehrgespräche) und Gesundheitszirkeln zur Senkung des Krankenstandes innerhalb des Betriebes, ist meiner Meinung nach als Reaktion aus einem sich verstärkenden Wettbewerb um die belastungsfähigsten Mitarbeiter und die damit konkurrenzfähigste Marktposition des einzelnen Unternehmens entstanden. Dies ist dem Verständnis, Sinn und Absicht der Gesundheitszirkel gegenüber als kontraproduktiv und auch als Abkehr von dem ursprünglich partizipativen und kommunikationsfördernden Gedanken innerhalb eine gesundheitsförderlichen Betriebes einzuschätzen. Gesundheitszirkel sollten meiner Meinung nach als Instrument eines strategisch systematischen Gesundheitsmanagements nicht auf die Senkung von Krankenständen und die Fehlzeiten der Mitarbeiter reduziert werden.

6. ABBILDUNGSVERZEICHNIS:

7.   LITERATURVERZEICHNIS:

Badura, B.(Hrsg.); Ritter, W.; Scherf, M. 1999: *Betriebliches Gesundheitsmanagement,* Ein Leitfaden für die Praxis, Hans-Böckler Stiftung – Forschung –Ed. sigma Berlin

BKK (Betriebskrankenkasse) (Hrsg.) 1996: *Gesundheitsförderung im Betrieb,* Broschüre, Argumente für Führungskräfte, Betriebs- und Personalräte, Arbeitsschutz- und Gesundheitsschutzexperten im Betrieb, 4. Aufl. Essen

Brandenburg, U. et al. 1990: *Prävention und Gesundheitsförderung im Betrieb,* Erfolge-Defizite-Künftige Strategien, Schriftenreihe der Bundesanstalt für Arbeitsschutz, (Hrsg.), Tagungsberichte Tb 51, Wirtschaftsverlag NW Verlag für neue Wissenschaft GmbH Bremerhaven

Brandenburg, U. et al. 1996: *Gesundheitsförderung im Betrieb,* Schriftenreihe der Bundesanstalt für Arbeitsschutz (Hrsg.), Tagungsbericht Tb 74, Wirtschaftsverlag NW Verlag für neue Wissenschaft GmbH Bremerhaven

Hurrelmann, K.; Laaser, U. (Hrsg.) 1998: *Handbuch Gesundheitswissenschaften,* Kap. Gesundheitsförderung und Prävention, Neuausgabe, Juventa Verlag Weinheim und München

Priester, Klaus 1998: *Betriebliche Gesundheitsförderung,* Voraussetzungen-Konzepte-Erfahrungen, Mabuse Verlag Wissenschaft 27, Mabuse Verlag Frankfurt am Main

Slesina, W.; Beuels, Franz-R.; Sochert, R. 1998: *Betriebliche Gesundheitsförderung,* Entwicklung und Evaluation von Gesundheitszirkeln zur Prävention arbeitsbedingter Erkrankungen, Juventa Gesundheitsforschung, Juventa Verlag Weinheim und München

Internet:

BKK, Die Betriebskrankenkassen 2001: *Betriebliche Gesundheitszirkel,* Link der Homepage der BKK, besucht am: 23.07.02, http://www.gesundheit-foerdern.de/2400htm

Gesellschaft für betriebliche Gesundheitsförderung 2001: *Betriebliche Gesundheitszirkel,* Link der Homepage, besucht am: 22.07.02, http://www.bgf-berlin.de/

Horst, Eike 2001: *Gesundheitszirkel,* besucht am: 23.07.02, http://www.orgentwickler.de/artikel/

Kuhn, J. 2000: *Rückkehrgespräche statt Gesundheitszirkel – wohin steuert die betriebliche Gesundheitsförderung* in: „Prävention. Zeitschrift für Gesundheitsförderung" von 3/2000, besucht am: 22.07.02 ,http://www.arbeitundgesundheit.de/archiv/betrg.

Lenhardt, U. 2001: *Wirksamkeit betrieblicher Gesundheitsförderung in Bezug auf Rückenschmerzen und durch Rückenbeschwerden bedingte Arbeitsunfähigkeit,* Kap. 4. Auswertung von Materialien zur Evaluierung betrieblicher Gesundheitsförderungsmassnahmen durch Krankenkassen, Materialien des BKK-Bundesverbandes S. 18 – 23, in: Veröffentlichungsreihe der Arbeitsgruppe Public Health Wissenschaftszenrum Berlin für Sozialforschung, P 01-203, besucht am: 29.07.02, skylla.wz-berlin.de/pdf2001/p01-203.pdf

Pelikan, J. 2002: *Prävention und betriebliche Gesundheitsförderung,* Referat im Rahmen der Enquete „Zukunft des Gesundheitswesens" Wien 03.04.02, besucht am: 23.07.02, http://www.univie.ac.at/oengk/PICS/referat-jmp.

Sochert, R. o.J.: *Evaluation betrieblicher Gesundheitszirkel,* BKK-Team Gesundheit Gesellschaft für Gesundheitsmanagement mbH Essen, besucht am: 28.07.02 http://www.bkk.de/gesundheit/arbeit_und_gesundheit/eiz/download/evaluation.pdf

Westermayer, G. 2002: *Gesundheitszirkel oder Rückkehrgespräche?* Anmerkungen zu einer aktuellen Diskussion, Diskussionspapier März/April 2002, besucht am: 28.07.02 http//www.bgf-berlin.de

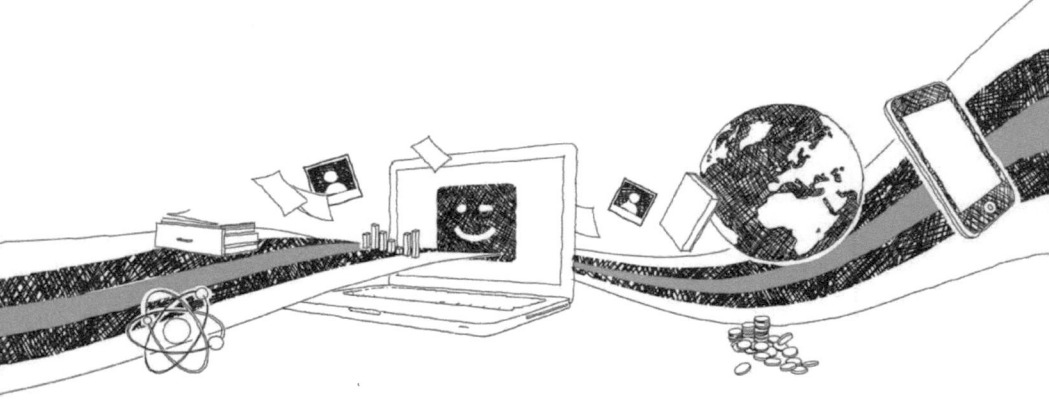
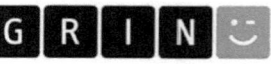